CLOTRIMAZOL

La mejor guía médica para tratar
infecciones fúngicas,
enfermedades contagiosas

Elena Francisco

Tabla de contenidos

CAPÍTULO PRIMERO

¿QUÉ ES EL CLOTRIMAZOL?

El clotrimazol es un antifúngico recetado que se utiliza para tratar diferentes contaminaciones parasitarias. Tiene un lugar con la clase de antifúngicos azoles y es poderoso contra una gran cantidad de parásitos. El método esencial de actividad del clotrimazol incluye dificultar la unión del ergosterol, una parte fundamental de las películas celulares parásitas. Esta perturbación en la erguicidad de la película provoca la restricción del desarrollo parasitario y, finalmente, resulta en la desaparición de los crecimientos.

El clotrimazol normalmente está disponible en varias definiciones, incluidas cremas para la piel, humectantes y respuestas para enfermedades de la piel, así como cremas vaginales y supositorios para tratar la contaminación por hongos. Por lo general, se usa para combatir afecciones, por ejemplo, pie de competidor, tiña, hormigueo de atleta y enfermedades vaginales por hongos provocadas por Candida.

PROPÓSITOS CLÍNICOS DEL CLOTRIMAZOL

El clotrimazol se utiliza básicamente para tratar enfermedades contagiosas provocadas por diferentes tipos de crecimientos. Es vital tener en cuenta que el clotrimazol se utiliza en general para aplicaciones efectivas. En el caso de las contaminaciones parasitarias fundamentales o más graves, los proveedores de servicios médicos pueden pensar en otras recetas de antimicóticos. Use clotrimazol de forma continua según lo coordinado por su profesional de la atención médica y siga la dosis sugerida y las instrucciones de aplicación. En caso de que los efectos secundarios persistan o disminuyan, consulte a su proveedor de atención médica para obtener instrucciones adicionales. Estos son algunos de los propósitos normales del clotrimazol:

1.	Pie de atleta (pie de atleta): El clotrimazol se utiliza la mayor parte del tiempo tópicamente como cremas o humectantes para tratar el pie de la competencia, una contaminación contagiosa que influye en la piel de los pies.

2. Tiña (Hongo Corporis): La tiña es una contaminación contagiosa que puede influir en varias partes del cuerpo. El clotrimazol se aplica tópicamente para aligerar los efectos secundarios y ayudar a eliminar la contaminación.

3. Hormigueo en la nuez (Hongo Cruris): El hormigueo en la cabeza muscular es una contaminación parasitaria que influye en la región de la entrepierna. El clotrimazol se utiliza tópicamente para aliviar los efectos secundarios y prescindir de la contaminación parasitaria.

4. Contaminaciones vaginales por hongos: El clotrimazol está disponible en forma de cremas vaginales o supositorios para tratar las enfermedades por hongos en la vagina provocadas por la abundancia de Candida albicans.

5. Candidiasis oral: El clotrimazol podría recomendarse en forma de cápsulas o pastillas orales para tratar la candidiasis oral, una contaminación parasitaria de la boca y la garganta provocada por la cándida.

6. Contaminaciones fúngicas de la piel y las uñas: El clotrimazol

se puede utilizar para tratar otras enfermedades parasitarias que influyen en la piel y las uñas.

CAPÍTULO SEGUNDO

ESTRUCTURAS Y GUÍA DE DOSIFICACIÓN

Es vital cumplir con las pautas particulares dadas por su experto en atención médica o como se muestra en la lista de artículos. Asegúrese de completar el curso completo del tratamiento, independientemente de si los efectos secundarios funcionan antes del período recomendado. Suponiendo que tenga alguna pregunta sobre la medición o el uso de clotrimazol, consulte a su proveedor de atención médica para obtener una explicación.

El clotrimazol es accesible en diferentes estructuras, y la dosis depende del tipo particular de enfermedad parasitaria que se esté tratando. Estos son los tipos normales de clotrimazol y sus dosis comunes:

1. Cremas tópicas y humectantes:

* Para el hormigueo del pie de los competidores, la tiña y el

hormigueo de los atletas, se aplica crema o humectante de clotrimazol en la región impactada de la piel.

* La sugerencia típica es aplicar una capa delgada de crema o humectante en la región afectada dos veces al día, en la primera parte del día y de la noche.

2. Cremas y supositorios vaginales:

* Para las contaminaciones vaginales por hongos, el clotrimazol está disponible en forma de cremas o supositorios.

*   La dosis normal es incrustar la crema o el supositorio en la vagina, generalmente a la hora de dormir, durante un número predefinido de días coordinado por un experto en servicios médicos.

3.   Disposiciones temáticas:

*   El clotrimazol también puede ser accesible como una respuesta para tipos específicos de contaminación parasitaria.

*   El acuerdo se aplica a la región afectada según lo indicado por las pautas del proveedor de atención médica.

4.   Cápsulas o pastillas orales:

*   A causa de la candidiasis oral, el clotrimazol puede recomendarse en forma de comprimidos o pastillas.

*   Las medidas típicas incluyen permitir que la tableta se desintegre gradualmente en la boca varias veces al día.

IMPACTOS DESFAVORABLES

Si bien el clotrimazol es, en general, muy duradero, similar a cualquier receta, puede causar impactos desfavorables en ciertas personas. Estos son los posibles impactos antagónicos relacionados con la utilización de clotrimazol:

Impactos antagónicos normales:

1. Molestias en la piel: Los planes efectivos de clotrimazol pueden causar una alteración suave de la piel en el sitio de aplicación, incluido enrojecimiento, hormigueo o una sensación de consumo.

2. Respuestas alérgicas: En casos poco comunes, las personas pueden ser susceptibles al clotrimazol, lo que provoca respuestas más graves como sarpullido, expansión o problemas para relajarse. Busque consideración clínica en caso de que experimente indicios de una respuesta desfavorablemente susceptible.

Impactos desfavorables más poco comunes:

1. Ampollas o ulceración: Algunas personas pueden encontrar la mejoría de las irritaciones o úlceras en el sitio de aplicación.

2. Descamación o astillado de la piel: a veces, la piel puede desprenderse o caerse como respuesta al clotrimazol.

3. Sensación de escozor o escalofríos: Ciertas personas pueden sentir una sensación de escozor o escalofríos después de la aplicación de clotrimazol.

Retención fundamental (poco común): Cuando se utiliza tópicamente, el clotrimazol se consume en su mayor parte de manera insignificante en el sistema circulatorio. Sin embargo, en casos poco comunes, puede ocurrir una asimilación fundamental, lo que provoca posibles impactos fundamentales. Esto es en mayor medida una preocupación con el uso retrasado o el uso en grandes regiones de superficie.

Suponiendo que experimente respuestas extrañas o graves, es esencial que se comunique rápidamente con su proveedor de atención médica. Además, si está utilizando clotrimazol en la estructura vaginal y experimenta dolor estomacal, fiebre o una secreción nociva, busque atención clínica, ya que estos podrían ser síntomas de una enfermedad más grave.

CAPÍTULO TERCERO

CONEXIONES CON LAS DROGAS

El clotrimazol, cuando se utiliza por vía tópica o intravaginal, en su mayor parte tiene una asimilación fundamental insignificante, lo que disminuye la probabilidad de grandes conexiones con medicamentos. En cualquier caso, es fundamental conocer las asociaciones esperadas, especialmente cuando se utilizan diferentes prescripciones al mismo tiempo. He aquí algunas reflexiones:

1. Warfarina (Coumadin): Se han reportado efectos anticoagulantes expandidos (riesgo de drenaje) cuando el clotrimazol se utiliza simultáneamente con warfarina. La observación estándar de los tiempos de espesamiento es prudente asumiendo que estas prescripciones se utilizan juntas.

2. Hipoglucemiantes orales: Aunque el clotrimazol efectivo no se relaciona regularmente con la retención fundamental, es una buena práctica evaluar los niveles de glucosa en sangre en pacientes diabéticos que utilizan clotrimazol, ya que hipotéticamente podrían

ocurrir comunicaciones con hipoglucemiantes orales.

3. Corticosteroides: Cuando el clotrimazol se combina con corticosteroides, puede haber un mayor riesgo de deterioro de la piel (disminución de la piel). Los productos de mezcla que contienen clotrimazol y corticosteroides deben usarse con alerta y bajo la supervisión de un experto en atención médica.

4. Tacrolimus y Pimecrolimus: Existe una apuesta hipotética de una mayor retención fundamental de estos especialistas inmunosupresores cuando se

utilizan con clotrimazol, lo que en realidad podría provocar una inmunosupresión fundamental.

ORGANIZACIÓN Y FORMACIÓN DE PACIENTES

La organización legítima y la instrucción del paciente son partes importantes para garantizar la viabilidad y seguridad del tratamiento con clotrimazol. Estas son las reglas para la organización del clotrimazol y los temas centrales para la educación del paciente:

Organización:

1.   Cremas y ungüentos tópicos:

* Lave y seque la región afectada antes de aplicar la crema o el ungüento.

* Aplique una capa mínima en la región impactada y en la piel circundante.

* Concéntrese con delicadeza y garantice una inclusión uniforme.

* Lávese las manos completamente después de la aplicación.

2. Cremas y supositorios vaginales:

* Lávese las manos cuando se aplique.

* Inserte la herramienta en la vagina según lo coordine el proveedor de atención médica.

* Directo a la hora del sueño para una ingestión ideal.

* Complete el curso completo del tratamiento, independientemente de si los efectos secundarios pasan al siguiente nivel.

3. Disposiciones temáticas:

* Aplique la respuesta para la región afectada según lo coordinado.

* Siga las instrucciones explícitas dadas por el proveedor de atención médica.

4. Cápsulas o pastillas orales:

* Deje que la cápsula se rompa tranquilamente en la boca.

* Siga las medidas y la recurrencia aprobadas.

Escolarización del paciente:

1. Conformidad:

* Subraye la importancia de realizar todas las tareas del tratamiento, independientemente de si los efectos secundarios mejoran antes de la consumación.

*   Admita el requisito de la aplicación u organización estándar según se recomiende.

2.   Prácticas de higiene:

*   Energiza una gran limpieza, lo que incluye mantener la región afectada impecable y seca.

*   Debido a las enfermedades vaginales, haga hincapié en la importancia de mantenerse al día con una gran limpieza individual.

3.   Evitar agravaciones:

*   Aliente a los pacientes a mantenerse alejados de posibles agravantes que puedan intensificar la afección, como limpiadores brutales o vestimentas ajustadas.

4.   Póngase en contacto con el proveedor de atención médica:

*   Enseñe a los pacientes a ponerse en contacto con su proveedor de servicios médicos asumiendo que experimentan molestias graves, respuestas hipersensibles o, por otro lado, en caso de que la afección disminuya.

5.   Impactos adversos:

*   Instruir a los pacientes sobre los impactos desfavorables normales e interesantes.

*   Energizar el detalle de cualquier respuesta imprevista o efectos secundarios.

6.   Precauciones:

*   Anime a los pacientes a iluminar a los proveedores de servicios médicos sobre casi todos los medicamentos, incluidos los de venta libre y los productos naturales.

*   Para uso vaginal, alerte contra la participación en movimientos sexuales durante el tratamiento.

7.   Seguimiento:

*   Planifique los arreglos de seguimiento sugeridos por el proveedor de servicios médicos para progresar en la evaluación.

CAPÍTULO CUARTO

CONTEMPLACIONES ÚNICAS

Las consideraciones únicas para el uso de clotrimazol incluyen poblaciones explícitas, posibles contraindicaciones y factores adicionales que los proveedores de servicios médicos deben considerar al respaldar o sugerir clotrimazol. He aquí algunas contemplaciones vitales y extraordinarias:

1. Uso pediátrico:

*   Si bien se cree que el clotrimazol en su mayor parte está bien para su uso en niños, es importante utilizarlo bajo la dirección de un profesional de servicios médicos.

*   Los cambios en las medidas y la aplicación pueden ser vitales a la luz de la edad y el peso del niño.

2. Uso geriátrico:

*   Los adultos más establecidos pueden estar más inclinados a la

disminución de la piel u otros impactos hostiles.

* La observación cautelosa de la erupcidad de la piel y los posibles efectos secundarios es fundamental en esta población.

3. Embarazo y lactancia:

* Se puede acceder a información restringida sobre la seguridad del clotrimazol durante el embarazo.

* En general, se cree que está bien para un uso efectivo durante el embarazo, sin embargo, el proveedor de servicios médicos evaluará las posibles ventajas frente a los peligros esperados.

* En su mayor parte, se cree que el uso de la piel durante la lactancia está protegido, sin embargo, es fundamental tratar de no aplicar el medicamento directamente en la región del pecho para evitar la ingestión inadvertida por parte del recién nacido.

4. Personas inmunodeprimidas:

* Las personas con estructuras insensibles comprometidas, como las que tienen VIH/SIDA o están en tratamiento inmunosupresor,

podrían estar en una mayor riesgo de enfermedades parasitarias.

* El asesoramiento de un proveedor de servicios médicos es vital para decidir el curso adecuado de la terapia en estos casos.

5. Otras dolencias:

* Las personas con dolencias específicas, como la diabetes, deben ser examinadas atentamente durante el tratamiento con clotrimazol, especialmente en el caso de que exista preocupación por la reparación de heridas obstaculizadas.

6.   Elementos combinados:

*   Tenga cuidado al utilizar mezclas que contengan clotrimazol relacionadas con diferentes recetas, especialmente corticosteroides. La utilización tardía de corticosteroides en la piel puede provocar una disminución de la piel.

7.   Ingestión sistémica:

*   Si bien la ingesta fundamental de clotrimazol efectivo es en su mayor parte baja, el uso prolongado en una gran parte del cuerpo puede aumentar la apuesta de retención y los impactos fundamentales.

DATOS CRUCIALES QUE DEBES SABER

Con todo, el clotrimazol es un medicamento antifúngico ampliamente utilizado conocido por su viabilidad en el tratamiento de diferentes enfermedades contagiosas. Ya sea que se aplique tópicamente para afecciones de la piel como el pie de la competencia y la tiña o se utilice por vía intravaginal para la contaminación por hongos, el clotrimazol asume un papel fundamental en la lucha contra el exceso parasitario.

Del mismo modo, al igual que con cualquier receta, es esencial seguir las instrucciones del proveedor de atención médica de manera constante, cumplir con las medidas aprobadas y completar el curso completo de la terapia. La educación paciente sobre la organización adecuada, los ensayos de limpieza y la importancia de la constancia contribuyen en conjunto a resultados efectivos.

Las consideraciones extraordinarias, como el uso en poblaciones inequívocas (pediátricas, geriátricas, embarazadas e inmunodeprimidas), las posibles conexiones con la medicación y las medidas de precaución, incluyen la necesidad de una atención personalizada y una reunión con expertos en atención médica.

Si bien el clotrimazol se soporta en general, la familiaridad con los posibles efectos antagónicos, que incluyen molestias en la piel y, en casos poco comunes, retención fundamental, es significativa. Observar las respuestas hostiles y buscar exhortaciones clínicas asumiendo que los efectos secundarios continúan o empeoran es una pieza fundamental del uso de drogas capaces.

Fundamentalmente, el clotrimazol, cuando se utiliza con prudencia y bajo una dirección competente, se convierte en un dispositivo importante en la administración de infecciones contagiosas, lo que contribuye a trabajar en la prosperidad persistente y la satisfacción personal.

FIN